DU TRAITEMENT

DE LA

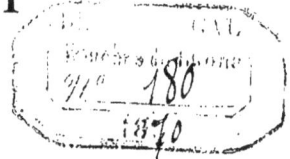

FIÈVRE TYPHOÏDE

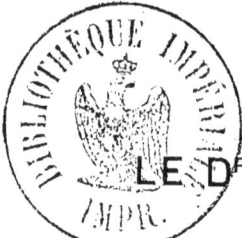

PAR

LE DR PAUL PICARD

ANCIEN-INTERNE DES HÔPITAUX DE PARIS, CHIRURGIEN-ADJOINT
DES HÔPITAUX DE MARSEILLE

※

Mémoire lu le 14 mai 1870 à l'Académie de Médecine de Marseille.

※

MARSEILLE.

TYP. ET LITH. BARLATIER-FEISSAT PÈRE ET FILS,
RUE VENTURE, 18.

—

1870.

DU TRAITEMENT

DE LA

FIÈVRE TYPHOÏDE.

~~~

La récente épidémie de fièvre typhoïde dont Marseille a été le théâtre, m'a amené à étudier les divers modes de traitement préconisés dans les dix dernières années, pour combattre cette terrible maladie.

Parmi les moyens thérapeutiques sérieux, dont l'utilité est incontestée, l'hydrothérapie a été expérimentée en Allemagne, en Angleterre, en Amérique. La France seule est restée en arrière dans l'application de cette médication, et nous avons à regretter de ne pas voir le mode de traitement par l'eau froide, être employé d'une manière régulière dans le Midi.—Du reste, nous ne venons pas prôner exclusivement ce procédé; nous venons surtout exposer l'état de la thérapeutique à l'étranger et dire le bien que nous avons pu retirer de médications, pouvant paraître hazardées, mais qui répondent d'une manière précise à des indications importantes.

Les méthodes varient suivant les pays. Rien de plus logique : mais les maîtres et les chefs d'école ont souvent des exagérations dangereuses, surtout lorsqu'ils ne font pas entrer en ligne de compte le tempérament, la saison, le climat. Graves le déclare nettement: « Le médecin doit, dans le traitement de la fièvre typhoïde, employer un grand nombre de moyens différents, suivant les circonstances et les indications. »

Des travaux modernes et surtout des traductions de *Graves* par Jaccoud, de *Niemeyer* par Cornil, des articles de *Geissler* (1) et de *Sovet* (2) ressortent surtout trois indications générales :

---

(1) Schmidts Jahrbucher, 1870. — N° 1.
(2) *Bulletin de l'Académie de Belgique*, 1870. — N° 1

1° Combattre l'élévation de température du corps des typhisés. Empêcher, par tous les moyens possibles, la température du creux de l'aisselle et du rectum de dépasser 38 degrés centigrades.

2° Alimenter les malades affectés de fièvre typhoïde.

L'abstinence prolongée produit des troubles qu'on rapportait à la fièvre typhoïde. Graves, puis Trousseau et Béhier ont insisté sur ce point. Ainsi les crampes douloureuses de l'estomac, la soif inextinguible, la sensibilité épigastrique, les vomissements, la congestion cérébrale, l'agitation, l'insomnie et certaines formes de délire, la tendance au sphacèle, sont le résultat de l'inanition. Il faut donc alimenter son malade et dès le début de l'affection.

3° L'aération, la ventilation, ce que Sovet appelle « la vie en plein air, » diminuent la durée de la fièvre typhoïde, atténuent sa gravité, rendent la convalescence plus courte. Les succès obtenus à Kynburn par les médecins militaires, ont encouragé leurs collègues à traiter, en Algérie, les soldats affectés de fièvre typhoïde par une médication en plein air et sous la tente et le succès a souvent répondu à leurs efforts.

Enfin, le traitement par les alcooliques a été préconisé et je renverrai pour les travaux de Soulier au dernier numéro de *Marseille Médical*, et pour ceux de Gairdner, à la fin de cet article. L'indication du reste de l'emploi des alcools a été donnée par *Stokes*, qui en a préconisé l'emploi, lorsque l'impulsion du cœur est affaiblie, ou que le premier bruit manque ou s'entend peu. *Armstrong*, qui recommande aussi les alcooliques, les trouve contr'indiqués lorsque la langue est sèche, comme rôtie, la peau sèche et aride, la respiration plus précipitée, l'agitation plus considérable.

Est-il possible de prévenir la fièvre typhoïde lorsqu'elle est à la période prodromique? Tous les praticiens auront remarqué un état particulier qui caractérise les épidémies de choléra et de fièvre typhoïde et que je nommerai l'embarras gastrique des épidémies.

Sans être forcés de s'aliter, les malades se plaignent de mauvais goût dans la bouche, de saveur amère; ils n'ont pas faim et pourtant, après quelques bouchées, ils mangent avec voracité; la langue est rouge sur les bords et jaune sale au milieu; les lèvres sont gercées; un crachottement fatigant n'empêche pas cette perversion du goût. Le pouls est plein, la tête lourde;

les malades accusent une invincible tendance au sommeil; le travail de tête, la lecture sont impossibles. Le soir, il y a de la chaleur à la peau et une certaine sensibilité dans les régions splénique et hépatique. Les prodrômes résistent aux purgatifs, aux douches. Les vomitifs répétés les atténuent. Il n'est que deux remèdes certains pour les combattre. Le premier, dont l'effet est immédiat, c'est de changer d'air. Toute incommodité cesse à quelques kilomètres de l'endroit infecté, et quelques jours d'absence guérissent radicalement le malade. Je me suis quelquefois bien trouvé de l'emploi de la vératrine, à dose narcotique, mais je préfère l'éloignement et le changement de climat.

A Marseille, j'ai mis à profit les médications que j'ai vues employer à Paris, en Allemagne et en Angleterre. Mais le climat de la Provence exige une médication à part; c'est l'emploi des émétocathartiques dès le début. Je donne l'ipéca stibié 2, 3, 4 jours de suite, tant que les maux de tête persistent. Je combats l'élévation de température par des affusions froides à 15° centg. répétées quatre fois par jour, si cela est nécessaire. Pour cela, le malade, qui a pris son vomitif le matin, est mis dans une baignoire à moitié pleine d'eau à 24° centg. en hiver, et 20° centg. en été. Il reste dix minutes dans cette eau, et, pendant ce temps, on verse sur sa tête, trois ou quatre arrosoirs d'eau à 16° et 14° centg. Dès que le malade frissonne, je le fais envelopper d'un drap mouillé, et sur le ventre et la poitrine, je fais renouveler toutes les demi-heures des compresses trempées dans de l'eau où se trouve de la glace. Après le bain et l'affusion, je donne de la viande crue ou du bouillon Liebig dissous dans un bon bouillon ordinaire fait avec du jarret de veau, des abattis de volaille, des os de bœuf, des laitues, quelques légumes, des poireaux, etc.

Je fais nettoyer la bouche avec un gargarisme au chlorate de potasse et avec une tranche de citron. J'ordonne comme boisson du chiendent et de l'orge froids ; je fais boire peu et souvent; plus tard, je me suis bien trouvé de petit lait et de sirop de groseille avec l'eau de seltz naturelle. Dès que les troubles cérébraux ont disparu, je donne au lieu de vomitif, 200 gram. chaque matin d'eau de Pullna ou de Frederickshall. Je continue l'hydrothérapie en diminuant le nombre des bains, réchauffant bien mon malade, le nourrissant toujours de quatre à huit bouillons comme ci dessus par 24 heures.

Si la période adynamique est accompagnée de prostration trop grande, si le bruit du cœur est affaibli, je donne du quinquina dissous dans du café, et en même temps du vin de Bordeaux, de la bonne bière ; je fais prendre du jus de viande concentré, du bouillon à la boule, et quelques crêmes de riz ou d'avenin. J'emploie alors l'hydrothérapie de manière à produire de l'excitation, c'est-à-dire que j'abaisse la température de l'eau, et diminue la durée des bains et leur nombre.

Vers la fin du troisième septenaire, je fais tous mes efforts pour faire partir le malade. J'ai remarqué que la convalescence est très-lente lorsque le malade reste dans le milieu infecté.

Comme hygiène générale, je commence par faire enlever de la chambre, où est couché le malade, *tout* ce qui n'est pas indispensable. Toutes les déjections, le linge sale, sont immédiatement éloignés, les vases désinfectés avec l'eau phéniquée. Après le bain, je ne fais pas essuyer le malade, on l'enroule dans des tissus éponges, puis on lui met la flanelle et on le tient le plus proprement possible Toutes les heures, on ouvre les croisées pendant cinq minutes, nuit et jour, été comme hiver. Les malades qui sont traités par l'hydrothérapie sont peu sensibles aux changements de température.

Il ne faut pas de visiteurs ; je renvoie au travail de Miss Nightingale pour les détails relatifs aux qualités de la bonne garde. Je les résume en propreté, exactitude, bon cœur.

S'il est possible d'avoir deux chambres, on fera deux lits séparés ; sinon il est utile qu'il y ait deux lits dans la même chambre. Le 5ᵉ étage vaut mieux que le rez-de-chaussée. Il ne faut aucune odeur, aucune émanation malsaine. L'eau que boit le malade doit être filtrée, et, lorsque la provenance n'en est pas pure, elle doit être filtrée au charbon et bouillie.

Grâce à l'ensemble de ces précautions, j'ai pu arriver à ne pas perdre un seul malade depuis que je suis établi à Marseille (1862-63), ce qu'on peut vérifier en constatant que, pas un certificat de décès par suite de fièvre typhoïde n'a été signé par moi dans cette période, où j'ai eu à traiter, outre mes clients ordinaires, les malades, de la Société protestante et les malades du Bureau de Bienfaisance. — Aucun de ces procédés n'est à moi, et j'ai emprunté aux Allemands l'hydrothérapie et le purgatif par les eaux de Pullna ou de Fréderickshall, qui font sur la muqueuse intestinale ce que les cautérisations répétées au nitrate d'argent font sur les muqueuses oculaires, et qui agissent aussi sur le foie et sur la rate. A mes maîtres de Paris, je dois d'oser alimen-

ter, et aux Anglais, de savoir stimuler lorsque la faiblesse arrive.
Enfin , le climat de Marseille exige l'ipéca, et c'est par lui que je
commence.

L'hydrothérapie répugne à tous les malades, et à bien des médecins. Pour faire cesser les craintes de ces derniers, je vais ré-
sumer les observations des principaux professeurs et chefs de
service de l'Allemagne et de l'Angleterre. On verra combien le
système de de Brand trouve de partisans et compte de succès.
Voyons donc comment au-delà du Rhin on s'y prend pour répon-
dre à l'indication suivante :

« Dès que le creux de l'aisselle donne une température supé-
rieure à 39 degr. centigr., on doit avoir recours à l'hydrothérapie.
Cette méthode est d'autant plus efficace qu'elle est employée à une
époque plus rapprochée du début de la maladie. »

Hagenbach, dans la clinique de *Liebermeister* à Bâle (1), résume
l'expérience de son maître depuis août 1865. On applique l'hydro-
térapie de diverses façons. Chez les sujets faibles, craintifs, chez
les malades jeunes et chez les vieillards on donne des bains à
28 degrés Réaumur, et on les refroidit progressivement, de façon
à ce qu'au bout de demi-heure ils soient à une température de 24
à 20° R. Chez les malades robustes, on donne des bains à 20, 18 et
même 15 deg. R., mais le malade ne séjourne dans le bain que de
20 à 10 minutes. Quand le malade est dans un état soporeux, on
lui verse sur la tête, dans le bain, de l'eau à 20, 16, 15 deg. R.

De 1843 à août 1865, la mortalité de la fièvre typhoïde à Bâle
était de 30, 4 0/0. D'août 1865 à décembre 1867, la mortalité est
descendue à 9, 7 0/0. Le médecin de la ville est mieux placé que
le médecin de l'hôpital pour voir le début de la maladie. Aussi
a-t-il de nombreuses chances de succès. A l'hôpital, la fièvre typhoïde, traitée dès le début, donne une mortalité de 5, 4 0/0 ;
dans les cas tardifs, elle s'est élevée à 13, 3 0/0. Enfin, après le 3ᵉ
septenaire, la fièvre typhoïde, traitée par l'hydrothérapie, a donné
la moyenne de 28 décès sur 100 malades.

Liebermeister emploie, concurremment avec l'hydrothérapie, le
sulfate de quinine à hautes doses, la vératrine, la digitale, le ca-
lomel et l'iode. — Ce qui ressort surtout de la clinique de Bâle,
c'est la brièveté de la convalescence et la rareté d'affections con-

(1) Beobachtungen und Versuche uber die Anwendung des kalten Wassers,
bei fieberhaften Krankheiten. Leipsick, 1868.

sécutives après l'emploi de l'hydrothérapie. Il est bon de faire remarquer que ce mode de traitement ne protége pas contre les récidives.

Mosler (1) combine le traitement par l'eau froide avec le traitement par le sulfate de quinine, auquel il attribue des propriétés anti-phlogistiques et anti zymotiques. Les bains qu'il prescrit sont des bains entiers, à 12 ou 14 Réaumur, d'une durée de 10 à 30 minutes. Dès que la température du malade dépasse 39,5 degrés centigrades, le bain est employé, on le prolonge jusqu'à ce que la chaleur, à l'aisselle, soit à 35,5 degrés centigrades. Le bain doit amener une diminution de 4 degrés dans la température du corps. Si le malade est adonné à la boisson, il est bon de lui faire prendre dans le bain, en petite quantité, de l'eau-de-vie ou du vin. Le bain peut être remplacé par des enroulements ou des douches froides de 12 à 16 R. Vers la fin de la maladie, *Mosler* employait la douche écossaise, au moyen de laquelle l'eau froide et l'eau chaude sont versées à la fois sur la colonne vertébrale du malade. Le traitement indiqué ci-dessus était complété par l'administration continue de camphre, du benjoin, d'acides, etc. Conclusion : Grâce à l'hydrothérapie, la mortalité est diminuée d'un tiers, la durée de la fièvre est moindre, les symptômes cérébraux et thoraciques sont moins graves.

Gerhard, L., (2) d'Iéna, put sauver 70 cas graves de typhus abdominal en employant la cure de l'eau froide. La fièvre, ainsi que les symptômes nerveux, la diarrhée, les hypostases furent diminués ; le catarrhe et l'éruption furent à peine modifiés ; la rate tuméfiée, mesurée avant et après le bain fut, grâce à l'action de l'eau froide, diminuée de 1 à 2 1/2 centimètres. Les hémorrhagies intestinales semblent être augmentées, au contraire, par l'emploi de l'hydrothérapie. Les malades soumis au traitement se plaignaient de rigidité douloureuse des membres inférieurs ; et dans la convalescence, de douleurs musculaires très-vives. Enfin, l'hydrothérapie avait pour adversaires, les infirmiers et leurs aides.

(1) Erfahrungen uber die Behandlung des Typhus exanthematicus. — Greifswald, 1868.

(2) Wiener medic. Presse X. 1869.

Mecklembourg (1) estime que l'eau froide doit être employée non d'une manière générale, mais pour combattre certains symptômes. Il ne croit pas que la gravité de la fièvre typhoïde dépende seulement de l'augmentation de la température du corps humain : il a observé des cas fort graves avec une température assez basse ; enfin la fièvre typhoïde abandonnée à elle-même, guérit souvent sans aucun remède, et l'hydrothérapie est *a priori* repoussée par les malades et les garde-malades.

Pleniger (2) à Vienne, considère deux modes d'action dans l'hydrothérapie : le premier est sédatif, le second est excitant : Dans la première catégorie, il classe les frictions humides et les enroulements à 10 ou 15 degrés R., pendant 10 à 20 minutes. Si la fièvre est forte, on préfèrera un demi bain général à 18 degrés, on lavera la tête et le haut du corps avec une éponge et on frictionnera les pieds. La méthode excitante doit être employée dans la période adynamique : on se servira des enroulements à 20° R., d'une durée de 1 à 2 heures, suivis de lotions rapides à 5 ou 10° R., tandis qu'on frotte vigoureusement les pieds à sec, Ou bien, on donne un demi bain à 22° R., dans lequel on fait couler sur la tête et le corps du malade, un arrosoir d'eau à 5 ou 10° R. *Pleniger* recommande les compresses froides sur la tête et le corps, et, dans les cas graves, l'application de la glace. Le visage doit être lavé plusieurs fois par jour, la bouche sera nettoyée par de fréquents gargarismes. Enfin, les lavements d'eau froide à 10 et 15° R. sont indiqués dans la constipation et dans les cas de diarrhée, on portera leur température de 15 à 20° R.

Brand (3), de Stettin, a publié un livre fort remarquable sur le traitement de la fièvre typhoïde ; un chapitre spécial est destiné aux garde-malades et infirmiers, et explique comment on doit s'y prendre pour éviter les accidents.

Brand a employé sa méthode dans la terrible épidémie de 1858-59 et depuis cette époque, en suivant minutieusement certaines règles que nous allons exposer, il n'a *presque jamais perdu* les malades venus à lui dès le début de la maladie. Sur 170 cas de fièvre typhoïde, traités dès le début de l'affection, il n'a perdu *aucun* malade. Sur 17 cas très graves, traités après le 2ᵐᵉ et le 3ᵐᵉ

(1) Berliner Klinische Wochenschrift.
(2) Wiener medicinische Wochenschrift XIX, 16, 17. 1869.
(3) Die Heilung des typhus, von Dʳ E. Brand. Hirschwald. 1868. Berlin.

septenaire, il n'en perdit que 4. A l'hôpital militaire de Stettin, à la même époque, la mortalité était de 30 0/0. — Depuis, les médecins militaires ont employé la méthode de Brand et la mortalité a diminué des 2/3 à l'hôpital militaire (10 0/0).

Brand déclare que la fièvre typhoïde présente des symptômes contre lesquels l'hydrothérapie est impuissante : ce sont les symtômes catarrhaux, la tuméfaction de la rate , l'éruption roséolique, la fièvre, la diminution régulière du poids du corps. Au contraire, l'eau froide possède une action marquée contre les symptômes nerveux, la sécheresse de la bouche, les fuliginosités, les ulcérations intestinales, la diarrhée, le météorisme, les hémorrhagies, les altérations musculaires, la tendance à l'ulcération et à la gangrène, la perte trop rapide de poids et les lésions locales. Grâce à l'emploi rationnel de l'eau, le médecin conservera chez ses typhiques, l'intelligence libre, la langue humide et propre, le visage pâle, le ventre et la poitrine frais : la diarrhée n'existera pas et l'urine sera limpide et abondante.

Brand (1) emploi l'eau de trois façons :

1° Traitement doux : compresses et lavages, séjour dans des linges entretenus continuellement humides, frictions avec des linges humides ; le bain entier chaud, et le bain entier graduellement refroidi.

2° Traitement fort : le demi bain tiède avec affusions.

3° Traitement violent : affusions dans la baignoire vide, bain de pluie, bain entier froid, avec affusions. Ces deux derniers procédés sont rarement employés.

L'hydrothérapie doit être employée seule et on ne doit pas donner simultanément d'autre médicament.

Brand s'élève surtout sur l'emploi concomitant du sulfate de quinine. Contre la fièvre typhoïde commençante, on emploie les affusions d'eau à 8 ou 10° R. sur la tête et sur le tronc ; on projette environ deux arrosoirs d'eau en frictionnant légèrement le tronc et les membres. On continue pendant 10 à 15 minutes, jusqu'à

(1) N'ayant pas sous la main de l'ouvrage de Brand, nous empruntons largement au résumé du Dr Geissler (Uber den Typhus , Schmidts Jahrbücher. Janvier 1870) et nous renvoyons à cet excellent article les lecteurs qui voudraient se mettre au courant de tout ce qui a été écrit récemment sur la fièvre typhoïde (étiologie, symptomatologie, anat. pathologique traitement, etc.)

ce que le malade éprouve un véritable frisson. Alors on passe
rapidement une chemise au malade on l'étend sans l'essuyer,
sur un matelas ou sur un sac de paille, on le couvre d'une cou-
verture de laine. Si le malade a froid, on enroule les pieds et on
les entoure de cruchons d'eau chaude. Sur la poitrine et sur l'ab-
domen, on applique des compresses larges, épaisses, trempées dans
l'eau froide et, mieux encore, dans de l'eau contenant de la glace.
On recouvre ces compresses de flanelle ou de toile cirée. Si après
4 heures, la température de l'aisselle dépasse 39,5 centg., s'il y a
de la chaleur et de l'inquiétude, si *une* des joues du malade devient rouge, on recommence l'affusion. Les compresses sont
changées dès qu'elles sont chaudes, seulement dès que le malade
dort tranquillement il faut le laisser reposer. On peut faire six
affusions par jour au début. Quand la fièvre a cessé, on se sert
d'eau plus chaude (12° R.), et on se contente de deux à trois affusions par jour. Quand la température du corps est restée pendant
plusieurs jours à 38° centg., on cesse l'usage de l'eau, on fait lever
et sortir le malade et on lui fait respirer un bon air.

Chez les personnes faibles, chez les vieillards, on se trouve bien
d'employer des bains entiers de 23 à 25 centg., avec des affusions
à 16 ou 20 centg. Quand la fièvre est forte, il faut, outre les affusions, enrouler le malade dans des linges humides, tout en met-
tant des bouilloires d'eau chaude à ses pieds. Des lavages froids
et des compresses froides ne peuvent remplacer les bains, qui sont
bien préférables et plus actifs. On enroule les enfants dans un
linge humide, on les étend sur une table, et on fait les affusions
sur la tête avec de l'eau à 16 ou 20° cent. Si la fièvre typhoïde est
à son stade de dépression, on emploiera le bain chaud à 26 cent.
avec des affusions à 20 ou 22° centg.

Au bout de deux à trois heures, dès que le malade est revenu
à lui, on recommence le bain complet, mais avec des affusions à
10 ou 12° centg. Après le bain, on couvre le malade de compresses très-froides. Si le malade continue à perdre connaissance, on
lui verse sur la tête, dans son lit, toutes les demi-heures, de l'eau
à 8 ou 10° centg. et on entoure les jambes avec de la flanelle
trempée dans l'eau chaude. Tant que le malade respire, on doit
continuer cette médication, qui est aidée par l'usage de spiritueux
(cordiaux et stimulants). Si le malade reprend ses forces, on le
ramène aux affusions dans le demi-bain et on élève graduellement la température de l'eau.

Brand recommande le régime suivant:

Il faut renouveler l'air, ouvrir souvent les fenêtres, nuit et jour, enfin, si l'on peut, on doit pendant l'été, mettre le malade sous la tente. La température de l'appartement doit être maintenue à 14° ou 15° centg. On doit changer souvent le linge du malade et ne pas laisser le linge sale dans la salle où il couche. L'eau que le malade boit ne doit pas être prise à des puits voisins de la maison; il faut ou la faire bien bouillir, ou la prendre à des fontaines éloignées des lieux où la fièvre typhoïde règne. A part le temps du sommeil, le malade doit boire tous les quarts d'heure.

Au début, on donne du lait, du café ou du thé avec du lait, du bouillon de veau et du mouton, du gruau avec de l'extrait de viande : plus tard, du rôti, du beefsteak, du jambon, du bœuf cru. Jamais d'œufs. Le vin doit être donné en petite quantité, mais il est indispensable dans la convalescence. *Brand* recommande le vin de Hongrie ou de Bordeaux, en général, et quand on a affaire à un buveur, du Sherry ou du Porto. On donne le vin avant ou après le bain.

La sueur ne contr'indique pas les affusions, si la température de l'aisselle dépasse 39°,5 centg.; si la température est moindre, on frotte tout le corps lorsque la sueur a cessé.

L'hémorrhagie intestinale seule contr'indique le bain : dans ce cas on emploie des compresses et lotions glacées: le météorisme cède à l'emploi de poudre de charbon. Enfin, la menstruation ne contr'indique pas l'usage de l'hydrothérapie.

Stöhr (1) a employé, à l'hôpital Julius, à Wurzburg, le procédé de Brand dans 120 cas. La mortalité, par suite de fièvre typhoïde, avait été dépuis 1848, de 20,7 0/0. Par l'hydrothérapie elle a été reduite à 6,6 0/0. Dans les 8 décès qu'on eut à regretter, la méthode de Brand avait été appliquée d'une manière tardive ou incomplète:

2 malades succombèrent à la perforation,
1 à l'emphysème pulmonaire,
1 à une pneumonie suivie de collapsus,
1 à l'hémorrhagie intestinale.

(1) Verhandl. d. phys. med. Gesellschaft zu Wurzburg 1868, page 210, n° 1.1.

Les applications froides sur le ventre et la poitrine permettent d'espacer les bains qui d'après *Stòhr*, ne doivent pas durer plus d'un quart d'heure ; cela suffit pour ramener la température à 37° ou 38° centg. La convalescence est abrégée par l'emploi des procédés de Brand ; les symptômes cérébraux sont presque nuls ; le malade ne souffre pas, il a conscience de son état et il ne gâte pas.

Winternitz (1) emploie les enroulements humides lorsque la température du corps n'est pas trop élevée et que les phénomènes nerveux ne sont pas trop graves. On retire graduellement la chaleur et après l'enroulement, le corps redevient chaud en trois ou cinq minutes : le frisson n'arrive qu'après dix ou douze enroulements. Le dernier enroulement doit durer demi-heure. Winternitz s'est très-bien trouvé des affusions froides sur le tronc. Il s'est servi aussi du demi-bain à 10 ou 20 degrés, avec affusions sur la tête. De nombreux faits, que nous ne saurions rapporter ici, montrent combien l'hydrothérapie peut modifier et guérir certaines fièvres typhoïdes graves.

Drasche (2) à Vienne, à l'hôpital Rodolphe, a employé l'hydrothérapie pour combattre la fièvre typhoïde. Sa mortalité est de 10 0/0, tandis qu'avant l'emploi de l'eau elle était à 16 1/2 0/0 D'après le médecin de Vienne , la convalescence commencerait environ quatorze jours après le début de l'emploi des douches et bains froids, que Drasche donne de 9 à 30 deg. centg. et qu'il répète de 1 à 8 fois par jour. Les affusions ont surtout réussi dans l'état soporeux et dans les fortes bronchites. Les modifications apportées au pouls des typhiques par l'hydrothérapie sont presque nulles ; après les bains, le pouls reste dicrote ; la fréquence en est un peu diminuée. L'air expiré augmente de 300 centimètres cubes après les affusions froides ; l'urée n'est plus secretée en aussi grande abondance. La quantité d'urée contenue dans l'urine était de 3 à 5 0/0 tant que la température restait à 39 degrés. Après les bains refroidis et les affusions elle retombait à 1 0/0.

Ziemssen et Immermann(3) vantent surtout le bain graduellement refroidi : on met le malade atteint de fièvre typhoïde dans un bain

(1) Wiener medicinische Presse 10 , n°⁵ 10-23. — 1869.
(2) Tageblatt der Naturforscher Versammlung. Jnspruck , page 75.
(3) Kaltwasserbehandlung des Typhus abdominalis. Eipsick , 1870.

à 30 degrés Réaumur. Au moyen d'un tuyau qui descend près du fond de la baignoire, on refroidit le bain jusqu'à 16° R. Le bain dure de quinze à vingt minutes. Au début, on le répète quatre à cinq fois par jour, plus tard, deux à trois bains sont suffisants. Les médecins d'Erlangen se plaignent des cris poussés par les malades pendant les affusions, et ils y renoncent pour cette raison. Les compresses froides, d'après eux, ont peu d'influence sur la température du corps; les enroulements, au contraire, ont une action utile et bien marquée. Les bains diminuent et font disparaître les accidents nerveux: dans le bain, le pouls devient petit et mou, il disparaît souvent et le malade devient cyanosé. Pour combattre cet accident, les auteurs recommandent de donner du vin, ou des alcooliques ou la célèbre potion de Stokes.

> Cognac........... 60 grammes.
> Jaune d'œuf....... n° 1.
> Eau de cannelle.... 60 grammes.
> Sirop simple....... 30 grammes.

1 cuillère à bouche toutes les heures.

Le pouls reste dicrote, les pulsations diminuent de 12 à 13 par minute. Les congestions thoraciques, la pneumonie et les bronchites sont fort rares lorsqu'on emploie l'hydrothérapie. Les lésions buccales sont nulles ; le météorisme et les douleurs abdominales sont peu modifiées par les bains, qui semblent augmenter la diarrhée.

Comme les auteurs précédents, Ziemssen et Immermann reconnaissent que la convalescence et courte (8 à 14 jours) et la durée de l'affection notablement diminuée par l'emploi de l'eau. *Schröder*, de Dorpat (1), étudie l'influence des bains sur l'excrétion d'acide carbonique chez les typhisés. Après le bain, il fait respirer le malade dans un appareil spécial, et détermine la quantité d'acide carbonique exhalé.—Dans 16 cas, ce dernier a été diminué de 3 à 55 0/0, en moyenne de 24 0/0. Immédiatement après le bain, à cause de l'excitation, l'acide carbonique augmente, puis il diminue, et 2 ou 3 heures après le bain il revient à l'état normal. Comme nous l'avons vu, les bains diminuant la quantité d'urée et l'exhalation d'acide carbonique, on peut dire que les phénomènes d'échange de matière qui se passent dans le corps d'un typhisé sont ralentis par l'emploi des bains froids.

(1) Archiv. f. Klinische Medicin., page 385.— 1879.

A Munich, *Pfeuffer* emploie à sa clinique le système de Brand (demi-bains de 10 à 16 degrés, etc., affusions avec l'eau glacée). Sur 126 cas, il a perdu 10 malades. La mortalité antérieurement était de 12 à 15 0/0. *Stieler* analyse ces 10 morts: trois fois elle fut causée par une pneumonie croupeuse; dans deux cas, les bains furent donnés d'une manière insuffisante; dans un autre cas, la malade était fort souffrante et la fièvre typhoïde trop avancée quand elle entra à l'hôpital; trois cas ont rapport l'un à un tuberculeux, l'autre à un alcoolique, le troisième à une hypertrophie du cœur; dans un dernier cas, il y avait vice du cœur, avec hyperhémie et nombreuses ecchymoses dans tous les organes internes. *Stieler* pense que la trop énergique application du froid a été cause de ce dernier décès; il recommande des procédés moins violents dans les cas où le cœur est lésé.

En résumé, nous pouvons dire que l'hydrothérapie exerce une grande influence sur l'élément fièvre; dans la fièvre typhoïde l'indication véritable est de combattre chaque exacerbation fébrile avec l'eau froide; plus la température du corps est élevée et plus l'eau doit être froide, qu'elle soit appliquée sous forme de douche, de demi-bain, de bain complet. Dans les hôpitaux, on emploiera la douche et le bain entier froid. Dans la clientèle, le demi bain avec affusions mérite la préférence.

Jettons rapidement les yeux sur les divers moyens proposés dans ces derniers temps en Angleterre et en Amérique. *Gairdner* (1) trace les limites de la stimulation alcoolique dans les diverses affections aiguës. Il a traité 703 cas, et la mortalité qui, dans son hôpital, était de 18,8 0/0, est tombée à 11, 5 0/0. D'après *Gairdner*, les alcooliques ne sauraient remplacer les moyens nutritifs ordinaires. Le lait, entr'autres, semble être l'alimentation normale des fébricitants, et dans le plus grand nombre des cas il est toléré. Il est préférable au thé de bœuf (beeftea), qui cause souvent de la diarrhée. Aussi *Gairdner* regarde la méthode de *Todd*, qui consiste à donner 18 à 24 fois par 24 heures du thé de bœuf et du vin, comme très préjudiciable et ayant pour résultat l'inappétence et la destruction des forces assimilatrices.

L'alcool doit servir à réveiller l'appétit et à stimuler les fonction digestives de l'estomac. *Gairdner* conseille de le donner aux repas et non point dans les heures intermédiaires. Chez les jeunes

(1) Glasgow medic. journ. Nov. 1868. — I, page 15.

filles et chez les adultes, qui ne sont point habitués à l'usage de l'alcool, il faut être très modéré, tâter le terrain et ne pas pousser la médication à de trop fortes doses. Les stimulants pris à doses modérées, renforcent au contraire les malades, les rafraîchissent, leur rendent le sommeil naturel, abaissent le nombre de leurs pulsations, réveillent l'appétit et augmentent la force digestive. Si l'on abuse des stimulants, si on les donne trop longtemps, on voit l'appétit s'éteindre ; le malade tombe dans la torpeur, la perspiration cutanée est augmentée, la langue est sèche, le malade s'affaiblit et supporte difficilement les crises, qui s'éloignent de plus en plus. Aussi *Gairdner*, au lieu de donner 24 à 18 onces d'alcool par jour dans la fièvre typhoïde, se contente de donner 1 à 2 onces par 24 heures, et il s'en trouve bien.

J. Burney-Yeo (1) croit avoir trouvé une méthode spécifique pour guérir la fièvre typhoïde. — Tant qu'il n'y a pas de diarrhée, il ordonne un purgatif doux et de l'eau chlorurée avec de l'acide chlorhydrique. Il dissout 1 drachme de chlorure de potassium dans 3 drachmes d'acide chlorhydrique , et ajoute doucement, tandis que le gaz se dégage, une pinte d'eau au mélange. — On fait prendre toutes les demi-heures une cuillère à bouche de cette potion. Contre les diarrhées profuses, il donne 5 à 10 grammes poudre de Dower, et, comme lavements , 5 à 20 grains acide tannique dans un mucilage.

Robert-Gée (2) vante le bon effet de l'huile de foie de morue dans la fièvre typhoïde. Il en donne 1 drachme toutes les deux heures, et pour la faire tolérer, il la mêle avec un mucilage et de la teinture d'écorces d'oranges amères. A cette potion, il ajoute quelques gouttes d'acide chlorhydrique.

Schedd (3), à Manchester, croit avoir découvert dans la glycérine un moyen antifébrile. En la donnant trois fois par jour, à la dose de 1 drachme, on produit la sueur et on diminue la température du corps de telle sorte, que le matin la température est normale et le soir elle ne dépasse pas 37°,2 etg.

Fergus (4), de Philadelphie, donne l'acide carbonique à la dose de 3 à 15° etg., dans de l'eau sucrée, et mieux dans des dragées

(1) Med. Times et Gazette , 1er février 1868.
(2) Laucet II , 25, 26. — Décembre 1868.
(3) British medical journal. — Janvier 1869 — 2.
(4) Philadelph. med. et surg. Reporter XIX.— Oct. 1868.

gélatineuses. C'est surtout chez les enfants que cette médication semble réussir à diminuer la durée de la fièvre typhoïde.

Robert Hamilton (1) a réussi à guérir de jeunes typhisés en leur faisant prendre de l'acide sulfureux (*sulphurous acid*), à la dose de 1 à 3 drachmes par heure, dans l'eau et le sirop d'orange — Cette boisson doit, d'après l'auteur, détruire les cryptogames qui se trouvent dans l'organisme.

Sanger (2) donne de 15 à 30 grains, 3 à 4 fois par 24 heures, d'hyposulfite de soude.

Trötzscher (3) donne en débutant l'ipéca, puis quelques doses d'huile de ricin, et ensuite il fait prendre 4 à 6 fois par jour 8 à 12 grains de carbonate de magnésie, et 3 à 6 grains de bicarbonate de soude. Cette médication empêche les symptômes graves du côté du cerveau.

A Leipsick, *E. Haukel* (4) traite la fièvre typhoïde par la digitale, à la dose de 3 à 5 grammes par jour. Le pouls tombe et le délire disparaît; le pouls reste dicrote, mais il est moins plein et plus régulier. Dès qu'on cesse l'emploi de la digitale, le pouls s'élève. Comme objection à l'emploi de ce remède, *Haukel* déclare qu'il n'abaisse pas la température, que l'inappétence persiste, qu'il y a facilement des vomissements, et que les hémorrhagies intestinales sont plus fréquentes.

Pour combattre cette terrible complication, *Sovet* (*loco citato*), recommande, quand l'alun, le perchlorure de fer, l'acide sulfurique dilué avec 20 ctg. d'extrait d'opium ont été administrés sans résultat, de recourir au remède de *Gardien*, vanté par *Hubert*, et si efficace dans les hémorrhagies utérines : c'est 100 grammes de teinture de cannelle avec 40 gouttes de laudanum, de Sydenham. Le médecin doit administrer lui-même ce médicament par cuillère à bouche, d'abord de 1/4 d'heure en 1/4 d'heure, puis d'heure en heure.

Si nous résumons en quelques lignes ce compte rendu déjà bien long, nous conclurons :

1° L'ipeca stibié est dans le sud de la France le remède le mieux approprié pour combattre la céphalalgie du début de la fièvre ty-

(1) Lancet I et II. — Janvier 1869.
(2) Lancet I. — 6 mars 1869.
(3) Wiener med. Press. 29, 30. — 1869.
(4) Archiv. für Heilkunde X. — 1869.

phoïde et les troubles nerveux occasionnés par la congestion cérébrale.

2° L'eau de Pullna (ou de Frédérickshall), donnée régulièrement chaque jour pendant les trois premiers septenaires, agit sur la muqueuse intestinale comme les cautérisations au nitrate d'argent agissent sur la muqueuse oculaire. Les ulcérations intestinales des malades traités par ce procédé sont moins profondes, et la perforation intestinale est alors moins fréquente ; les hémorrhagies intestinales sont plus rares. — Les eaux susmentionnées ont de plus une action directe sur le foie et sur la râte.

3° Il est urgent de nourrir son malade dès le premier jour. Les alcooliques ne peuvent remplacer les aliments ; ils sont indiqués à petite dose au début de la maladie, et à doses plus fortes dès que l'impulsion cardiaque semble faiblir et que le premier bruit du cœur est moins marqué.

4° Il faut combattre l'élévation de température du corps du typhysé dès le début. L'hydrothérapie permet de remplir parfaitement cette indication ; la méthode de Brand nous semble préférable aux autres procédés hydrothérapiques.

5° Pendant toute la durée de la maladie, il est urgent de surveiller jour et nuit la ventilation et l'aëration régulière de la chambre du malade.

6° La convalescence est abrégée par le déplacement du malade et son séjour dans un lieu non infecté.

7° On peut prévenir la fièvre typhoïde en conseillant au malade, dès la manifestation des premiers symptômes, de changer de résidence et de s'éloigner du foyer épidémique.

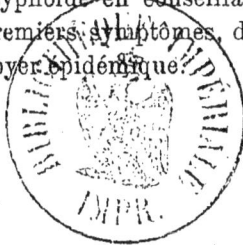

www.ingramcontent.com/pod-product-compliance
Lightning Source LLC
Chambersburg PA
CBHW050447210326
41520CB00019B/6106